ESSAI

SUR LA

PARALYSIE DE LA TROISIÈME PAIRE.

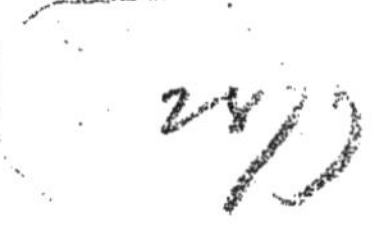

ESSAI

SUR LA

PARALYSIE DE LA TROISIÈME PAIRE,

PAR

MICHEL FRANCÈS,

Docteur en Médecine de la Faculté de Paris.

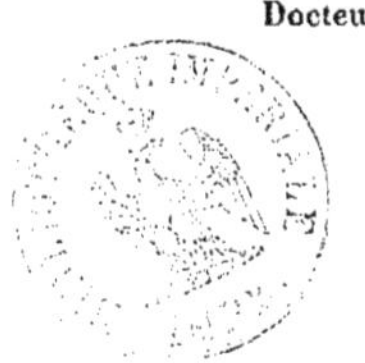

PARIS.

RIGNOUX, IMPRIMEUR DE LA FACULTÉ DE MÉDECINE,

rue Monsieur-le-Prince, 31.

1854

ESSAI SUR LA PARALYSIE

DE LA

TROISIÈME PAIRE.

L'œil est en équilibre dans la cavité orbitaire. Cet équilibre est produit surtout par la disposition de l'aponévrose orbito-oculaire, et non pas par les muscles, qui eussent dû pour cela demeurer dans un état de contraction permanente. Le globe oculaire ne subit point de déplacement total, de mouvement de translation, comme l'avaient cru plusieurs auteurs; il ne se meut qu'autour de son centre, autour de ses axes, et ses principaux mouvements se font surtout autour de ses axes transversal, vertical et antéro-postérieur. Ainsi ce n'est point l'œil lui-même qui se porte en haut, en bas, en dehors ou en dedans; c'est la cornée transparente qui est dirigée vers ces différents points. Tous ces mouvements, chez l'homme, sont produits par six muscles : quatre droits, dont l'un est supérieur, un autre inférieur, le troisième interne, et le dernier externe; deux obliques, dont l'un est supérieur et l'autre inférieur. Les muscles droits dirigent la cornée transparente en haut, en bas, en dedans, en dehors; en s'associant, ils peuvent produire des mouvements de circumduction : les obliques, sur l'action desquels on a beaucoup discuté, n'ont d'autre usage, à l'état normal, que de faire subir à l'œil des mouvements de rotation sur son axe antéro-postérieur. Ces derniers muscles devraient avoir une action plus complexe, car on démontre, et par leur direction et par des expériences directes faites sur le cadavre, qu'en même temps qu'ils font tourner l'œil sur son axe antéro-postérieur, ils portent la cornée soit en bas et en dehors (grand oblique ou oblique supérieur), soit en haut et en dehors (petit oblique ou oblique inférieur); mais sur le vivant, « l'action toute-puissante des muscles droits sur la direction du segment antérieur de l'œil annihile facilement la faible déviation que tendent à lui imprimer les muscles obliques » (Longet, *Traité de physiologie*, t. 2, p. 112). Le grand oblique fait tourner l'œil sur son axe antéro-postérieur de dehors en dedans et de bas en haut; le petit oblique, de dehors en dedans et de haut en bas. Les muscles droits, outre l'action dont nous avons parlé plus haut, servent encore à retenir l'œil dans la cavité orbitaire, et à contrebalancer l'action des obliques, qui, en raison de leur direction, pourraient, s'ils agissaient librement, tirer l'œil d'arrière en avant. Enfin ils servent très-probablement à l'adaptation des yeux pour la vue à différentes distances.

Tous les muscles de l'œil sont antagonistes deux à deux; le droit supérieur et le droit inférieur, le droit interne et le droit externe, l'oblique supérieur et l'oblique inférieur. Quand l'un des ces muscles est paralysé, le muscle antagoniste se contracte d'une façon permanente et produit une déviation de l'œil, un strabisme, dans le sens de son action physiologique.

Les muscles des yeux sont animés par trois nerfs distincts. La troisième paire distribue ses rameaux aux droits supérieur, inférieur et interne, et à l'oblique inférieur; le droit externe reçoit la sixième paire tout entière; l'oblique supérieur a aussi un nerf qui lui est propre, celui de la quatrième paire ou nerf pathétique. Pourquoi trois paires nerveuses pour animer six muscles aussi rapprochés et aussi petits que ceux de l'œil? C'est là une question qui, jusqu'à présent, n'a pas reçu une réponse satisfaisante.

Je laisse tout à fait de côté la sixième paire et la quatrième paire, pour ne m'occuper que de la troisième paire, formée par les nerfs moteurs oculaires communs.

Le nerf moteur oculaire commun naît à la partie interne des pédoncules cérébraux, dans l'espace compris entre ces pédoncules, le
pont de Varole et les tubercules mamillaires. L'origine profonde est
complexe : d'après MM. Philipeaux et Vulpian (*Essai sur l'origine
de plusieurs nerfs crâniens*, 1853), « les filets originels les plus super-
ficiels s'entre-croisent à la surface de l'espace perforé moyen ; d'autres
vont d'arrière en avant, jusque dans les couches optiques ; plusieurs
marchent d'avant en arrière au milieu des faisceaux intermédiaires ;
le plus grand nombre enfin traversent ces faisceaux et vont s'entre-
croiser d'un côté à l'autre au-dessous de l'aqueduc de Sylvius, sans
qu'il soit possible de savoir ce qu'ils deviennent après cet entre-
croisement. »

A son origine apparente, le nerf moteur oculaire commun est
embrassé par les artères cérébrale postérieure et cérébelleuse supérieure ; de là il se dirige en avant, pénètre dans le sinus caver-
neux, se loge dans sa paroi externe, entre dans l'orbite par la portion la plus interne de la fente sphénoïdale, et se divise bientôt en
deux branches : l'une supérieure, l'autre inférieure. Celle-ci se
subdivise en trois rameaux, un qui se rend dans le muscle droit
inférieur : un autre, dans le muscle droit interne ; le troisième, dans
le muscle petit oblique. Ce dernier rameau, avant de s'épanouir
dans le muscle, donne la racine courte et grosse du ganglion ophthalmique. La branche supérieure, plus petite que l'inférieure, est
destinée tout entière aux muscles droit supérieur et élévateur de la
paupière supérieure.

Ainsi le nerf moteur oculaire commun anime tous les muscles
de l'œil, à l'exception de deux : le grand oblique, qui reçoit la quatrième paire, et le droit externe, qui reçoit la sixième. C'est donc ce
nerf qui excite les mouvements de rotation de l'œil directement en
haut (*rameau du droit supérieur*), la rotation en bas (*rameau du
droit inférieur*), la rotation en dedans (*rameau du droit interne*), la
rotation de dehors en dedans et de haut en bas sur l'axe antéro-
postérieur (*rameau du petit oblique*), et l'élévation de la paupière
supérieure (*rameau de l'élévateur de la paupière supérieure*). De

plus, c'est lui qui excite les mouvements de contraction de l'iris et de resserrement de la pupille par la racine courte et grosse qu'il fournit au ganglion ophthalmique. Pourfour du Petit, Grant, de New-York, et M. Longet, ont vu le nerf moteur oculaire externe donner une racine à ce ganglion ; mais c'est là certainement un fait très-exceptionnel. L'action de la troisième paire sur l'iris a été mise hors de doute par les expériences d'Herbert Mayo, expériences répétées depuis par J. Müller et par tous les physiologistes qui se sont occupés du système nerveux. La dilatation de la pupille est sous la dépendance du grand sympathique, comme Pourfour du Petit l'a fait voir le premier. Le grand sympathique et la troisième paire sont donc pour ainsi dire antagonistes dans la part qu'ils ont aux mouvements de l'iris. Quand le moteur oculaire commun est paralysé, le grand sympathique agit seul sur l'iris et produit la dilatation de la pupille, et réciproquement, quand le grand sympathique est paralysé, le moteur oculaire commun agit seul et produit le resserrement de la pupille.

La troisième paire est évidemment un nerf encéphalique moteur, et pourtant un de ses rameaux semble soustrait aux excitations directes de la volonté : c'est celui qui est destiné à l'iris. Les mouvements de l'iris sont ou des mouvements par association ou des mouvements réflexes. Müller a fait voir que dans les mouvements exagérés des yeux soit en bas, soit en haut, soit en dedans et surtout dans ce dernier sens, la pupille éprouve un resserrement plus ou moins considérable. Tout le monde sait que la plupart des mouvements de l'iris sont des mouvements réflexes déterminés par les impressions de la rétine. La présence du ganglion ophthalmique sur le trajet du rameau fourni à l'iris par la troisième paire, le changement d'état qu'y subit ce rameau, sont les conditions qui s'opposent à l'action immédiate et directe de la volonté sur les mouvements de l'iris.

Si nous examinons les mouvements oculaires dans la vision avec les deux yeux, nous voyons qu'il y a des muscles homonymes qui ont une tendance aux mouvements associés. Ainsi les deux iris se meuvent ensemble ; les deux muscles droits supérieurs, les deux muscles droits inférieurs, se contractent et se relâchent simultanément. Mais il n'en est pas de même pour les droits internes, les droits externes et les obliques : ici, l'association ne se fait plus entre muscles de même nom, mais bien entre muscles de nom opposé. Le droit externe d'un œil se meut en même temps que le droit interne de l'autre œil. L'oblique supérieur de l'œil droit s'associe aux mouvements de l'oblique inférieur de l'œil gauche, et réciproquement. Lorsqu'on fixe les yeux sur un objet très-rapproché, et seulement dans ce cas, les deux droits internes se contractent ensemble ; mais jamais ni les droits externes des deux yeux, ni les obliques supérieurs, ni les obliques inférieurs, ne se meuvent simultanément.

Pour se rendre compte de cet enchaînement si remarquable de mouvements, il faut se rappeler deux éléments importants de la théorie de la vision auxquels je suis forcé de consacrer quelques lignes :

1° Toutes les parties de la rétine ne sont pas également sensibles à l'action de la lumière : il n'y a même, à proprement parler, qu'une très-petite portion de cette membrane où les images, nettement peintes, soient nettement perçues. Cette portion correspond non pas au point d'immergence du nerf optique qui, comme l'a fait voir Mariotte, est insensible aux impressions lumineuses, mais aux points de la rétine les plus rapprochés du centre de cette membrane, ou, en d'autres termes, de la partie que traverse l'axe optique.

Il faut avoir aussi présent à l'esprit l'hypothèse des points identiques introduite dans la science par J. Müller. Depuis les travaux de ce physiologiste éminent, on admet, pour expliquer la vue simple avec les deux yeux, que chaque rétine est composée de particules groupées dans un ordre constant, et que ces particules se correspondent une à une, d'un œil à l'autre. Pour que la vision soit simple avec les deux yeux, il faut que les deux images de l'objet regardé impressionnent les points correspondants ou identiques de chaque rétine. Si l'objet se peint dans les deux yeux, sur des points non identiques, chaque image sera perçue isolément, et l'objet sera vu double. Dans quel ordre se trouvent rangés les points identiques des deux rétines? On a pu le décider par la voie expérimentale. On sait qu'en pressant sur les yeux dans différents sens, on excite des sensations lumineuses subjectives, par l'ébranlement des particules de la rétine opposées à l'endroit comprimé. Or, si l'on comprime les parties latérales externes des deux yeux en même temps, on provoque la sensation de deux surfaces faiblement lumineuses et distinctes l'une de l'autre. Il en est de même si l'on presse les parties latérales internes. Au contraire, si l'on comprime simultanément la partie latérale externe de l'un des yeux, et la partie latérale interne de l'autre, on pourra, en tâtonnant, arriver à obtenir deux surfaces lumineuses qui se recouvriront exactement. On aura le même résultat en agissant sur la portion supérieure d'un globe oculaire et sur la même portion de l'autre. On peut conclure de là que les points identiques des deux rétines sont situés du même côté du centre de ces membranes, c'est-à-dire à droite, ou à gauche, ou en haut, ou en bas de ce centre dans les deux yeux.

Cela posé, il n'est pas difficile de se rendre compte du mode suivant lequel s'associent les muscles des yeux. On comprend aisément que la nécessité de diriger le centre des deux rétines, et les points identiques de ces membranes vers des objets placés soit à droite, soit à gauche, soit en haut, soit en bas, entraîne l'association des deux muscles droits supérieurs, ou des deux muscles droits inférieurs, ou du droit interne d'un œil avec le droit externe de l'autre, et *vice versa*.

Ajoutons un mot sur les conditions de la vision, et nous aurons la raison de l'association du muscle oblique supérieur d'un des yeux, avec l'oblique inférieur de l'autre œil, et réciproquement, pour que les objets soient vus avec la direction soit verticale, soit horizontale, soit oblique, qu'ils ont réellement, il faut que les particules sensibles de la rétine ne subissent aucun mouvement de déplacement autour du centre de la rétine ; car la relation entre ces particules, le nerf optique, et les parties nerveuses centrales où se font les perceptions visuelles est telle, que, lorsque les particules situées normalement dans une direction verticale sont affectées, le *sensorium commune* rapporte l'image formée sur ces particules, à un objet vertical ou aux parties de cet objet disposées suivant la verticale. De même, l'image formée sur les particules rétiniennes dirigées normalement suivant des lignes horizontales, est rapportée à un objet horizontal ou aux parties de cet objet dirigées réellement suivant les lignes horizontales. On peut en dire autant des particules de la rétine dirigées obliquement, soit de haut en bas et de dedans en dehors, soit de haut en bas et de dehors en dedans. Dans les mouvements alternatifs d'inclinaison de la tête sur l'épaule droite et sur l'épaule gauche, les yeux demeurant fixés sur un objet vertical placé vis-à-vis d'eux, si les globes oculaires étaient entraînés dans le mouvement général de la tête, l'image verticale, formée au fond de l'œil, n'impressionnerait plus les particules de la rétine situées normalement dans la direction verticale, mais bien des particules dirigées obliquement dans la situation droite de la tête : conséquemment l'image serait rapportée par le *sensorium commune* à un objet placé obliquement et avec l'inclinaison normale des particules affectées. Mais dans ces mouvements alternatifs de la tête, les muscles obliques entrent en action ; le grand oblique de l'un des yeux et le petit oblique de l'autre font tourner les globes oculaires dans le sens opposé au mouvement de rotation de la tête, et les éléments de la rétine conservent leur direction normale.

Nous avons dit plus haut que toutes les fois que les images d'un objet ne se formaient pas sur les points identiques dans les deux yeux, il y avait diplopie ; on le démontre par les expériences les plus simples. Si l'on fixe un objet assez éloigné avec les deux yeux, il suffit d'exercer une légère pression sur l'un d'eux pour faire naître une diplopie, qui disparaît aussitôt qu'on cesse de presser. Par cette même expérience, on peut aussi reconnaître dans quel sens se déplace l'image qui se forme dans l'œil comprimé; mais ici il y a de grandes difficultés et de nombreuses causes d'erreurs : l'œil ne se meut pas toujours dans le sens où l'on croit le pousser; une pression trop énergique change la forme de l'œil et modifie les résultats.

En répétant souvent les expériences et en éloignant, autant que possible, les causes d'erreurs, on obtient les résultats suivants (1) :

« Lorsqu'on dirige les yeux sur un objet, si, par une pression exercée de bas en haut, on fait tourner l'œil droit sur son axe transversal, de façon à diriger la cornée un peu en haut, à l'instant il y a diplopie, et l'image formée sur la rétine de cet œil descend au-dessous du niveau où se trouve l'image appartenant à l'œil gauche; elle descend d'autant plus que la cornée s'élève. Si l'on fait tourner l'œil par le même procédé, de haut en bas, l'image qui s'y fera montera à proportion de l'abaissement de la cornée; si, par une pression latérale, on imprime à l'œil droit un mouvement de rotation de dehors en dedans, autour de l'axe vertical, l'image formée dans cet œil se déplacera de gauche à droite, de telle sorte qu'elle sera tout à fait à la droite de l'individu qui fait l'expérience; elle se déplacerait dans le sens contraire, c'est-à-dire de droite à gauche, pour une pression faite dans le sens inverse. » (Vulpian, mém. cité.)

Nous verrons que ces résultats sont tout à fait confirmés par ce qu'on observe sur les individus affectés de paralysie de la troisième paire.

La connaissance des lois de la formation des images dans l'œil

-----

(1) Mon ami, M. le Dᵣ Vulpian, m'a communiqué un mémoire fait pour un concours de prix de l'internat (1851) sur *la paralysie de la troisième paire et en particulier sur la diplopie.* Ayant trouvé dans ce mémoire inédit une exposition complète de tout ce qui à rapport à la diplopie, j'en ai extrait quelques passages, et je les reproduis textuellement.

pouvait apprendre *a priori* ce qui nous est montré par l'expérience. L'œil, comme appareil d'optique, est construit de telle sorte que les objets sur lesquels il dirige son axe visuel se peignent renversés sur la rétine. La partie supérieure d'un objet regardé formera son image au-dessous du centre de la rétine ; et la partie inférieure, au-dessus. La portion latérale droite de ce même objet sera représentée sur l'œil droit (que j'ai pris plus haut comme exemple), à gauche du centre de la rétine ; la portion latérale gauche, à droite. De même, si l'objet n'a que de petites dimensions et est assez éloigné, les choses qui l'environnent se peindront sur la rétine confusément, mais dans le même ordre que nous venons d'indiquer ; c'est-à-dire que ce qui est en bas de l'objet regardé aura son image au-dessus de celle qui représente l'objet ; ce qui est en haut, au-dessous ; ce qui est à droite, à gauche ; ce qui est à gauche, à droite. Par suite de cette disposition naturelle des images, le *sensorium commune* rapporte toujours à des objets placés en bas les images qui affectent les particules de la rétine situées normalement au-dessus de son centre, à des objets placés en haut les images faites au-dessous du centre, à des objets situés à droite les images peintes à gauche de ce centre, et, enfin, à des objets situés à gauche les images peintes à droite. Si les deux yeux sont dirigés vers un barreau horizontal placé vis-à-vis d'eux, et si l'un d'eux a subi un mouvement de rotation de haut en bas sur son axe transversal par une cause quelconque, de telle sorte que sa cornée soit dirigée en bas, l'image formée dans cet œil se fera forcément au-dessous du centre de la rétine ; elle sera, d'après ce que nous avons dit, rapportée à un barreau horizontal situé en haut et au-dessus de la position occupée réellement par le barreau regardé. Il y aura donc diplopie, et l'image fausse sera placée au-dessus de l'image vraie. Ce serait l'inverse, si on faisait tourner l'œil de bas en haut autour du même axe. Le même raisonnement montre que les deux yeux regardant un barreau vertical, si l'un d'eux, le droit par exemple, tourne

isolément sur son axe vertical, de dedans en dehors, l'image qui s'y
formera sera située à droite du centre de la rétine. Il y aura donc
diplopie, et l'image fausse sera placée à gauche de l'image vraie, et
d'autant plus que le strabisme externe sera plus complet. S'il y a
strabisme interne du même œil, l'image fausse sera tout à fait à
droite. Pour l'œil gauche, les images fausses occuperaient des por-
tions inverses. Ce n'est pas tout, les expériences physiologiques ne
nous disent pas ce qui doit arriver lorsque l'un des yeux est déplacé
par un mouvement de rotation sur l'axe antéro-postérieur. Or, par
analogie, en nous appuyant sur ce qui précède, nous pouvons ré-
soudre facilement la question. « Il est évident que, dans le cas supposé, un des yeux ayant simplement subi un mouvement de rotation sur son axe antéro-postérieur, les deux images d'un objet
regardé ne se feront pas sur des points identiques. Si l'objet a des
dimensions assez considérables, les deux images, la fausse et la
vraie, bien que n'affectant pas par leurs points correspondants les
éléments identiques de la rétine, se recouvriront à peu près complétement, et il n'y aura pas de diplopie proprement dite, mais seulement du trouble dans la vision, qui sera confuse ; si l'on regarde
un objet mince et allongé, un barreau ou un crayon par exemple,
les deux images ne se recouvriront plus entièrement et il y aura
une diplopie toute spéciale. Admettons que l'œil *droit* ait exécuté,
autour de son axe antéro-postérieur, un mouvement de rotation
de dehors en dedans et de bas en haut (action du grand oblique),
et que les deux yeux regardent un barreau vertical placé vis-à-vis
d'eux, l'image de ce barreau affectera dans l'œil gauche des particules de la rétine située normalement dans une direction verticale ; mais, dans l'œil droit, l'image impressionnera des points
qui, avant que l'œil eût été dévié, occupaient une direction
oblique de haut en bas et de droite à gauche, et qui, à l'état physiologique, sont impressionnés par des objets ou des parties d'objet
obliques de haut en bas et de dehors en dedans ; ces points, par la

déviation, ont pris une direction verticale. L'image qui les affecte, quoique verticale au fond de l'œil, sera donc rapportée par le *sensorium commune* à un barreau *oblique de haut en bas et de droite à gauche*. L'œil droit, d'ailleurs, n'étant dévié ni autour de l'axe vertical, ni autour de l'axe transversal, l'image fausse aura sa partie médiane au centre de la rétine de l'œil droit, de même que l'image vraie a son milieu au centre de la rétine de l'œil gauche ; d'où l'on peut conclure que les deux images se correspondront à leur milieu et qu'il y aura une *diplopie croisée*, l'image vraie demeurant verticale, l'image fausse croisant l'image vraie à sa partie médiane de haut en bas et de droite à gauche.

« Si l'œil *droit* a subi un mouvement de rotation sur son axe antéro-postérieur, mais de dehors en dedans et de haut en bas (action du petit oblique), les résultats seront inverses : l'image fausse et oblique croisera l'image vraie et verticale de *haut en bas et de gauche à droite*.

« Il est clair que, si nous avions pris pour exemple l'œil *gauche*, nous aurions trouvé que l'image fausse, dans le premier cas supposé, croiserait l'image vraie *de haut en bas et de gauche à droite ;* dans le second, *de haut en bas et de droite à gauche*.

« Si à un mouvement de rotation d'un des yeux sur l'axe antéro-postérieur se joint une déviation du même œil sur l'axe vertical, de dedans en dehors ou de dehors en dedans, c'est-à-dire un strabisme interne ou externe, les deux images ne pourront plus se correspondre dans aucun point, elles seront écartées l'une de l'autre ; mais l'image fausse, en même temps qu'elle sera située à droite ou à gauche de l'image vraie, suivant le cas, sera aussi nécessairement oblique *de haut en bas et de dehors en dedans,* par rapport à l'œil malade quel qu'il soit, si la rotation sur l'axe antéro-postérieur s'est faite dans le sens du mouvement du grand oblique ; *de haut en bas et de dedans en dehors,* si elle s'est faite dans le sens du mouvement du petit oblique. » (Vulpian, mém. cité.)

Telles sont les notions préliminaires qui nous serviront de fondement pour notre travail. Nous tenions surtout à exposer, dès les premières pages, la théorie de la diplopie oculaire, telle qu'elle ressort des faits physiologiques et pathologiques. On verra dans la suite de cette thèse l'importance de la diplopie dans le diagnostic des différentes paralysies des muscles oculaires, et surtout des muscles obliques.

SYMPTOMATOLOGIE. — Le nerf moteur oculaire commun peut être paralysé entièrement ou partiellement; chacune de ses branches peut être atteinte isolément, quoique cela soit assez rare pour les branches des muscles droits supérieur, inférieur et interne. Au contraire, il n'est pas rare d'observer des paralysies isolées du muscle releveur de la paupière supérieure. Il y a quelques années tout au plus qu'on admet la possibilité de la paralysie isolée des muscles obliques : on en lit des exemples dans le mémoire de M. Szokalski (*De l'Influence des muscles optiques de l'œil sur la vision et de leur paralysie;* Paris, 1840); mais les faits qu'il rapporte ne concernent que la paralysie du grand oblique. M. Cusco, le premier (thèse de Paris, 1848), a indiqué les moyens de reconnaitre la paralysie du petit oblique, soit au milieu des autres phénomènes de la paralysie de la troisième paire, soit dans les cas où ce muscle serait seul atteint. Il peut y avoir aussi paralysie isolée de la branche lenticulaire ; plusieurs mydriases essentielles ne reconnaissent pas d'autres causes.

Non-seulement la paralysie peut porter sur une seule des branches de la troisième paire, mais encore cette paralysie, qu'elle soit d'ailleurs générale ou partielle, est quelquefois incomplète.

Dans des cas tout à fait exceptionnels, les nerfs oculo-moteurs des deux yeux peuvent être simultanément frappés de paralysie.

Je vais d'abord décrire la paralysie complète et générale; puis, en quelques mots, j'indiquerai les principaux traits de chacune des variétés que je viens de mentionner.

Le malade a l'un de ses yeux ouverts ; *l'autre, l'œil paralysé, est voilé par la paupière supérieure abaissée. La* peau de la paupière est

bien lisse, ne présente pas de plis ; on voit tout de suite que
son abaissement ne tient pas à un effort musculaire. Il n'y a pas
de rougeur de la paupière, à moins d'une complication. S'il y a
déjà longtemps que le malade est dans cet état, il peut y avoir un
peu d'œdème de la paupière, par suite de la déclivité et de l'inacti-
vité. Le malade cherche-t-il à soulever sa paupière, il n'y réussit
pas ; fait-il un très-grand effort, elle peut se soulever très-légère-
ment, mais sans que son bord libre abandonne celui de la paupière
inférieure. Ce mouvement n'est pas dû au releveur de la paupière
supérieure, mais au muscle frontal. Du reste, le malade peut fermer
l'œil affecté de paralysie aussi énergiquement que l'œil sain, ce qui
s'explique facilement par l'intégrité du nerf facial qui anime l'orbiculaire.

Il n'y a pas d'épiphora.

Si on soulève la paupière supérieure, on aperçoit au même instant
que *l'œil est fortement dévié en dehors,* par suite une cornée transparente se trouve tout à fait à l'angle externe des paupières, et en
même temps, dans certains cas, on remarque *une certaine saillie de
l'œil.*

La saillie de l'œil n'est pas constante, elle est même assez rare ;
lorsqu'elle existe, on en trouve la raison dans le relâchement de
trois des muscles qui, à l'état normal, servent à retenir l'œil dans
l'orbite et dans la liberté d'action du grand oblique, qui, par sa direction, attire l'œil au dehors de l'orbite. La contraction du droit externe doit le plus souvent s'opposer à cette action du grand oblique.

L'œil a sa coloration normale ; on ne trouve de traces d'inflammation ni dans la conjonctive, ni dans la sclérotique, ni dans la cornée ou l'iris ; il n'y a jamais de photophobie.

L'œil a subi un mouvement de rotation sur son axe vertical, mouvement qui a porté la cornée transparente, l'iris et la pupille, tout
à fait en dehors ; mais il n'a pas été déplacé par un mouvement de
totalité. Dans les cas simples, le strabisme externe est un sym-

3

ptôme constant, et il n'est pas exact de dire que dans des cas exceptionnels, la paralysie de la troisième paire peut donner lieu à un strabisme interne. Le strabisme interne indique toujours une paralysie du moteur externe ; mais il peut y avoir coexistence de paralysie de la troisième paire et de paralysie de la sixième. Dans ce cas, on conçoit que les caractères propres à ces deux maladies se mêleront et s'obscurciront réciproquement. On peut voir des exemples de ces complications dans l'obs. 1 et l'obs. 4 d'un mémoire de M. Marchal (*Archives gén. de méd.*, 1846), dans plusieurs observations de la thèse de M. Badin d'Hartebise (Paris, 1849). Les muscles droits supérieur, inférieur et interne, étant paralysés, on conçoit que le droit externe entre en contraction par défaut d'antagoniste, et de cette contraction résulte le strabisme externe, avec impossibilité, lorsque la paralysie est très-prononcée, de faire des mouvements soit en dedans, soit en haut, soit en bas.

L'œil a subi aussi un mouvement de rotation autour de son axe antéro-postérieur, de bas en haut et de dehors en dedans, et il est inhabile à exécuter des mouvements de rotation, de dehors en dedans et de haut en bas, sur le même axe (Vulpian, mém. cité). Cette déviation de l'œil sur l'axe antéro-postérieur est due à la paralysie du petit oblique. On peut reconnaître cette paralysie à l'aide du moyen suivant. Supposons que le malade ait une paralysie de la troisième paire du côté gauche.

On remarque un point disposé de même dans les deux yeux, une veinule, par exemple, située en dedans de la cornée, sur la sclérotique, au niveau du diamètre transversal de la cornée ; on dit au malade de fixer ses regards sur un objet placé à distance et en face de lui, puis on lui fait incliner alternativement la tête sur l'épaule droite et sur l'épaule gauche. « Dans l'œil droit (œil sain), la veine, dit M. Cusco, disparaît sous la paupière inférieure, quand la tête est inclinée sur l'épaule droite ; elle remonte sous la paupière supérieure, quand la tête est portée à gauche.

« Donc l'œil roule sur son axe antéro-postérieur, ou plutôt c'est

l'orbite qui tourne sur l'axe antéro-postérieur de l'œil, alternativement dans un sens et dans l'autre, tandis que l'œil reste parfaitement horizontal... Le muscle oblique supérieur, du côté droit, se
contracte quand la tête est inclinée à droite, et l'inférieur, du même
côté, se contracte dans la position inverse.

« Dans l'œil gauche (œil malade), lorsque la tête est inclinée sur
l'épaule gauche, la veinule interne se cache aussitôt sous la paupière inférieure ; mais, dès que commence le mouvement inverse,
on voit le globe de l'œil osciller, revenir par petites saccades, et
laisser voir le point de repère, sans jamais assez rouler sur son axe
pour cacher la veinule sous la paupière supérieure. » (Thèse citée.)

La pupille est dilatée. Ce phénomène n'existe pas toujours, et de
plus, il se montre à des degrés différents, sans qu'on puisse établir
un rapport entre son intensité et celle de la paralysie de la troisième
paire ; cependant, le plus souvent, on peut constater la dilatation
de la pupille. J'ai dit, dans les considérations préliminaires, que
l'iris reçoit deux ordres de filets moteurs : les uns sont fournis par
la branche lenticulaire de la troisième paire ; les autres, par le
grand sympathique. De ces filets, les uns président aux mouvements
de resserrement ; les autres, aux mouvements de dilatation de la
pupille. Lorsque les filets de la troisième paire sont paralysés, ceux
du grand sympathique agissent aussitôt par défaut d'antagonisme,
et la pupille se dilate. Des expériences nombreuses prouvent la vé-
rité de cette dernière proposition et en même temps de la proposition inverse ; mais celle-ci ne doit pas nous occuper ici.

La pupille est non-seulement dilatée, mais elle est immobile dans
le plus grand nombre de cas. Si l'on fait agir une vive lumière sur
l'œil malade, la pupille ne se contracte pas, mais celle de l'autre
œil se resserre aussitôt. Quand l'iris reste mobile et n'est pas dilaté,
comme on le voit dans un certain nombre d'observations, on doit
en conclure qu'il y a paralysie incomplète de la branche lenticulaire,
ou bien que le nerf de la sixième paire envoie, par anomalie, quelques filets moteurs à l'iris.

Le plus souvent la pupille n'est pas déformée.

Le malade est affecté de diplopie. Les notions physiologiques que nous avons placées au commencement de notre thèse nous dispenseront d'entrer dans de grands détails. Puisqu'il y a strabisme externe de l'un des yeux, les images qui se formeront dans les deux yeux ne pourront pas y affecter des points identiques, et il s'ensuivra une diplopie très-marquée. Je n'ai pas besoin de dire que pour que la diplopie se produise, il faut que le malade ou le médecin soulève avec les doigts la paupière supérieure de l'œil paralysé.

La position des deux images est très-importante à noter. «Si c'est l'œil *droit* qui est paralysé, l'image fausse sera toujours placée *à gauche* de la vraie, tant que l'objet sera vu des deux yeux, et elle s'écartera d'autant plus de la vraie que l'objet sera porté plus à la gauche du malade» (Vulpian, mém. cité). Il arrivera un moment où, à cause du strabisme externe de l'œil droit et de son immobilité, l'objet ne sera plus vu que de l'œil gauche, alors la diplopie cessera; si l'on porte, au contraire, l'objet de gauche à droite, la tête restant immobile, lorsque l'axe optique de l'œil gauche viendra converger sur l'objet avec celui de l'œil droit, la diplopie latérale cessera encore, parce que les deux images affecteront simultanément la partie centrale des deux rétines. «A ce moment, il suffira d'élever ou d'abaisser l'objet, en disant au malade de le regarder sans lever ou baisser la tête, pour que la diplopie reparaisse; mais ce ne sera plus alors une diplopie latérale, ce sera une diplopie verticale : les deux images seront superposées. Lorsque l'objet sera placé *en haut,* l'image fausse montera *au-dessus* de la vraie, et d'autant plus qu'on élèvera davantage l'objet, jusqu'à ce qu'il ne puisse plus être vu ; lorsque l'objet sera placé *en bas,* l'image fausse descendra *au-dessous* de la vraie. Il ne faut réfléchir qu'un instant pour voir que l'œil malade restant immobile, pendant que l'œil sain se tourne en haut et en bas, il y a, dans un cas, strabisme inférieur de l'œil malade ; dans l'autre, strabisme supérieur du même œil.» (Vulpian, mém. cité.)

Les images, la vraie et la fausse, sont-elles parallèles? Nous avons vu qu'un des phénomènes de la paralysie complète de la troisième paire consiste dans la rotation du globe oculaire sur l'axe antéro-postérieur de dehors en dedans et de bas en haut ; il est clair que, par suite de cette rotation, l'image d'un barreau vertical, placé en face du malade, affectera dans l'œil paralysé des points qui normalement sont dirigés obliquement, et qui n'ont pris une direction verticale que par suite de la paralysie : aussi l'objet sera-t-il vu oblique. J'ai déjà indiqué plus haut, d'après M. le Dr Vulpian, le sens de l'obliquité de l'image fausse : par rapport à l'œil malade, elle sera oblique de haut en bas et de dehors en dedans. Si l'œil droit est paralysé, l'image fausse sera donc oblique de haut en bas et de droite à gauche. « Lorsqu'on placera l'objet à la droite du malade, de telle sorte que les axes optiques des deux yeux viennent y converger, la diplopie latérale cessera, mais l'obliquité de l'image fausse persistera ; cette image croisera donc la vraie, qui sera restée verticale, de haut en bas et de droite à gauche. Les deux images formeront une espèce d'X, si elles se correspondent par leur milieu. » (Vulpian, mém. cité.)

M. Cusco a institué une expérience propre à rechercher si, chez un malade affecté de paralysie de la troisième paire, le muscle petit oblique se trouve atteint ; voici comment il la décrit (il la fait sur une malade dont la troisième paire du côté gauche est paralysée) : « Je fais regarder à ma malade un barreau vertical, placé à sa gauche, dans la position où les axes des yeux sont sensiblement parallèles.

« Elle le voit *simple.*

« Je lui fais alors incliner la tête alternativement sur l'épaule droite et sur l'épaule gauche, et dans ces mouvements elle voit deux barreaux, l'un qui reste vertical, l'autre qui s'incline et qui croise le premier tantôt à droite, tantôt à gauche. » (Thèse citée.)

Je crois que dans les cas tout à fait simples, cette expérience doit produire des résultats sensiblement différents de ceux qui sont consignés dans ces quelques lignes.

En effet, comme je l'ai déjà dit, dans la position où ces axes des yeux sont sensiblement parallèles, la tête étant bien droite, l'image fausse doit croiser la première. Si l'on fait alors incliner la tête d'un malade que nous supposons être atteint de paralysie de l'oculo-moteur gauche, ainsi que dans l'observation de M. Cusco, alternativement sur l'épaule droite et sur l'épaule gauche, dans le premier mouvement, le croisement des images ne pourra que s'exagérer, « car le petit oblique étant paralysé, le mouvement de rotation de l'œil entraîné dans le mouvement général de la tête ajoutera des effets à ceux qui sont produits par la rétraction du grand oblique. » (Vulpian, mémoire cité.)

Lorsque le malade inclinera sa tête sur l'épaule gauche, « le grand oblique gauche, qui doit agir alors pour redresser l'œil autour de l'axe antéro-postérieur, se trouvant contracté d'avance, il arrivera un moment où l'image fausse se redressera, et où par conséquent la coïncidence des deux images sera complète. A ce moment-là seulement, la diplopie aura tout à fait cessé. » (Vulpian, mémoire cité.)

On peut ainsi formuler les résultats fournis par cette expérience. Si un malade atteint de paralysie complète et simple d'un des oculo-moteurs communs incline alternativement la tête sur l'épaule droite et sur l'épaule gauche, et s'il fixe du regard, pendant ces mouve-ments, un barreau vertical placé devant lui, « l'inclinaison de l'image fausse restera invariable ou augmentera dans le mouvement qui rap-proche la tête de l'épaule du côté sain ; dans le mouvement qui rap-proche la tête de l'épaule du côté malade, l'inclinaison de l'image fausse diminuera et pourra même disparaître» (Vulpian, mémoire cité).

C'est à la diplopie qu'on peut rapporter l'incertitude de la marche du malade, qui, pour éviter les obstacles, est obligé, lorsqu'il n'y a pas blépharoplégie, de se boucher l'œil paralysé avec la main.

Quelques auteurs ont vu des malades à qui la diplopie donnait des vomissements cessant aussitôt que le malade fermait un œil.

Je dois à l'obligeance de mon ami M. Bastien de pouvoir repro-
duire quelques fragments d'une observation de paralysie complète
de la troisième paire, recueillie dans le service de M. le professeur
Malgaigne. Cette observation est très-remarquable, et confirme là
théorie exposée plus haut sur la diplopie. Je regrette beaucoup que
la brièveté de mon travail ne me permette pas de la rapporter dans
son entier ; M. Bastien se propose, du reste, de la publier prochai-
nement.

Iʳᵉ OBSERVATION.

Un vieillard de soixante-cinq ans était occupé à réparer le toit d'une maison
en construction ; l'échelle sur laquelle il reposait étant venue à se briser, il
était tombé sur le sol d'une hauteur considérable, et avait rencontré plusieurs
échafaudages dans sa chute. Apporté aussitôt à l'hôpital Saint-Louis, on le trouve
plongé dans un coma assez profond, il est assoupi, ses yeux sont fermés ; on
lui parle, il se réveille, et répond avec lenteur aux questions qu'on lui adresse.
On s'aperçoit bientôt qu'il porte une luxation sus-acromiale complète de la cla-
vicule gauche, ainsi qu'une paralysie complète du moteur oculaire commun du
côté droit. Voici, en deux mots, quels étaient les signes de cette paralysie : Le
prolapsus de la paupière était complet, la totalité du globe oculaire était nota-
blement enfoncée dans l'orbite ; l'iris, largement dilaté, était immobile ; il y
avait strabisme externe ; lorsque le malade regardait un objet placé à gauche,
l'œil droit restait immobile, et le strabisme externe était très-prononcé ; si le
malade regardait en haut, l'œil paralysé restait fixe, n'exécutait aucun mouvement de rotation sur ses axes ; au contraire, s'il regardait en bas, l'œil droit ne
se déplaçait pas sur ses axes vertical et transversal, mais il tournait autour de
son axe antéro-postérieur de haut en bas et de dedans en dehors. Ce mouvement de rotation, que nous avons parfaitement vu nous-même, avait plus d'un
sixième de cercle d'étendue et était très-facile à observer. M. Bastien, qui l'a
étudié avec beaucoup de soin, le considère comme dû à la contraction du
muscle grand oblique. Rapprochant l'existence de ce mouvement de rotation,
lorsque l'œil sain regarde en bas, de l'absence de tout mouvement lorsqu'il se
porte en haut, il pense qu'il pourrait bien y avoir là un nouveau signe de la paralysie du petit oblique dans la paralysie de la troisième paire, signe qui n'exis-
terait que lorsque l'action des droits supérieur et inférieur serait en même
temps paralysée ou simplement affaiblie ; ce signe manquerait lorsque le petit
oblique ne serait pas paralysé, il coïnciderait avec l'obliquité des images.

Nous regrettons beaucoup de ne pas pouvoir exposer ces faits dans tous leurs détails, ainsi que plusieurs autres qui se trouvent dans l'observation; nous les laissons donc de côté, pour rapporter textuellement les diverses expériences qui ont été faites sur la diplopie, expériences dont nous avons nous-même été témoin. Nous laissons parler M. Bastien :

«Comme le malade est encore un peu sous l'influence de sa commotion cérébrale, notre premier examen est fait pendant qu'il est couché. Devant lui, tombe verticalement la corde de son lit avec sa petite barre transversale. Nous maintenons soulevée sa paupière paralysée, et nous lui disons de regarder la corde. Quand il a la tête tournée à droite, il ne voit qu'une seule image, elle est très-nette. La corde, en effet, n'est plus placée dans le champ de vision de l'œil malade. Quand il tourne la tête de droite à gauche, il commence à voir deux images aussitôt que l'œil sain est vis-à-vis la corde; l'image la moins claire est à gauche et due à l'œil paralysé; elle est oblique; la plus claire est à droite, elle se fait dans l'œil sain et est verticale. Ces deux images sont dans le même plan vertical; l'image fausse rencontre en haut l'image vraie, et s'en écarte en bas de 5 à 6 pouces, en formant un angle avec elle. La tête continue à tourner vers la gauche; les deux images se rapprochent, ou plutôt l'image oblique se rapproche de l'image verticale (par sa partie inférieure). Il arrive un moment où il n'y a plus d'angle et où les images sont vues sur la même direction; alors l'image fausse passe en avant de l'image vraie, elle descend beaucoup plus bas qu'elle; puis, le mouvement vers la gauche continuant, l'angle des deux images reparaît, l'image fausse a passé de l'autre côté et est à droite de l'image vraie. Ainsi donc, au commencement du mouvement, une seule image, puis bientôt deux images, la fausse inclinée à gauche sur la vraie; puis, au milieu du mouvement, l'image fausse se redresse, se confond avec l'image vraie en passant devant elle; enfin, vers la fin, l'image fausse redevient oblique à droite, et passe à droite de l'image vraie. Nous répétons plusieurs fois la même expérience, les réponses du malade sont toujours les mêmes.

«Cette première expérience ne paraît pas s'accorder avec la théorie de la diplopie et des muscles de l'œil; les deux images n'auraient pas dû être inclinées pendant que la tête tournait sur son axe vertical. Pendant ce mouvement, en effet, les muscles obliques ne se contractent pas. Réfléchissant à ce phénomène et décomposant le mouvement qu'exécute la tête du malade, nous reconnaissons bientôt que, le malade étant couché, la corde est placée au-dessus du plan horizontal passant par l'axe antéro-postérieur de ses yeux; de sorte que lorsqu'il tourne la tête le mouvement en sens inverse qu'exécute l'œil n'est plus un simple mouvement de rotation autour de l'axe vertical, mais bien aussi un mouvement de rotation autour de l'axe transversal. De plus, nous nous apercevons aussi que, pendant que la tête tourne sur son axe vertical, elle s'incline aussi un peu sur l'une ou l'autre épaule, et que par conséquent l'œil tourne aussi sur son axe antéro-postérieur. C'est donc un mouvement mixte qu'exécutent et la tête et l'œil sain. Comme l'œil paralysé n'exécute complétement aucun de ces mouvements, il en résulte que son image ne doit pas être parallèle à l'image droite, mais bien oblique par rapport à elle. Partant de ce déplacement complexe de la tête et de la théorie des points identiques, tout s'explique parfaitement, et l'obliquité de droite à gauche que présente l'image fausse au commencement du mouvement, et l'obliquité en sens inverse, ou de gauche à droite, qu'elle présente vers la fin, et l'augmentation ou la diminution de l'écartement des images, et la position antérieure de l'image inclinée de droite à gauche sur l'image vraie, et la position postérieure de l'image inclinée de gauche à droite, et l'image unique au commencement et à la fin du mouvement, et enfin comment, au milieu du mouvement, les deux images passent l'une devant l'autre sans se confondre et tout en restant obliques. En d'autres termes, la rotation complexe de la tête et la théorie des points identiques expliquent parfaitement comment l'image fausse décrit un véritable mouvement en cône autour de l'image vraie, et est par conséquent toujours oblique.»

L'obliquité de l'image fausse, dans l'expérience de M. Bastien, est bien due à l'inclinaison sur l'une ou l'autre épaule que subissait *forcément* la tête de son malade lorsqu'elle se mettait en mouvement autour de son axe vertical. Je dis forcément : en effet, que l'on se couche sur un plan horizontal, ou, ce qui revient au même, que l'on appuie sa tête sur un plan vertical (sur le dossier d'un fauteuil lorsqu'on est assis, par exemple), que l'on essaye alors de faire tourner sa tête autour de l'axe vertical, et l'on comprendra comment ce mouvement complexe avait forcément lieu.

Il reste un point cependant qui ne nous paraît pas très-clair, c'est de savoir pourquoi, à la fin du mouvement, l'image fausse passait de l'autre côté, et s'inclinait en sens contraire. Ici la théorie de la diplopie nous paraît en défaut. Si le fait a été bien observé, et tout nous porte à le croire, bien que cependant les réponses du malade n'aient pas toujours été très-claires, nous ne voyons pas d'autres moyens de l'expliquer qu'en faisant intervenir la rotation autour de l'axe antéro-postérieur qu'exécute l'œil paralysé pendant que l'œil s'abaisse ; comme ce mouvement de rotation est dû au grand oblique, tout alors s'explique parfaitement.

Nous avons cru nécessaire de rapporter en peu de mots cette explication de l'obliquité des images dans l'expérience rapportée plus haut, afin qu'on n'acousât pas la théorie des points identiques d'être en défaut. Les expériences qui vont suivre sont, du reste, confirmatives de notre explication.

Nous laissons de nouveau parler l'observateur.

«Quelques jours après, le malade va mieux; nous pouvons le faire asseoir sur son lit. La corde verticale est à un demi-mètre de ses yeux; nous lui disons de la fixer. Lorsqu'il a la tête tournée à droite, il ne voit qu'une seule image; elle est très-claire, et due à l'œil sain; lorsqu'il a la tête tournée fortement à gauche, une seule image obscure, due à l'œil malade. Lorsque la tête regarde tout à fait en face, deux images de même longueur verticale, et distantes d'un pied; celle de gauche est obscure, celle de droite est claire. Afin de déterminer la situation, la marche des images dans les points intermédiaires, nous lui faisons tourner alternativement la tête de droite à gauche, et de gauche à droite. Lorsqu'elle marche de droite à gauche, il ne voit d'abord qu'une seule corde claire, puis il en voit deux écartées d'environ 1 pied, et situées à gauche, puis les deux images se rapprochent jusqu'au contact. Enfin il n'en voit plus qu'une; elle est obscure. La marche des images est inverse lorsque la tête revient à droite. Nous faisons marcher un crayon devant les yeux du malade, la tête restant immobile. Les phénomènes sont les mêmes lorsque le crayon marche au-dessus de l'axe transversal; les images deviennent obliques lorsqu'il marche au-dessous. Malheureusement nous n'avons pas déterminé dans quel sens se faisait l'obliquité. Nous faisons la contre-épreuve en faisant monter et descendre le crayon au milieu, à droite, à gauche lorsqu'il marche. A droite, il voit deux crayons placés l'un au-dessus de l'autre, se recouvrant en partie et dans une direction verticale; lorsqu'il marche en face, les deux crayons se sont écartés dans le sens transversal; ils sont droits, l'obscur est à gauche, et plus élevé que le clair. Du moment où le crayon est arrivé en bas, l'image fausse est plus bas que la vraie, sur laquelle elle est inclinée en avant; lorsqu'il marche à gauche, ces derniers phénomènes s'exagèrent. Si au lieu de faire marcher le crayon en le tenant vertical, nous le faisons marcher en le tenant horizontal, les images ont la même position, seulement, au lieu d'être verticales, elles sont horizontales. Ici encore nous donnons pour raison de l'obliquité des images, le mouvement de rotation que l'œil paralysé exécute sur son axe antéro-postérieur, pendant que l'œil sain s'abaisse. Il nous paraît difficile d'expliquer autrement le phénomène, puisque la tête ne s'incline ni sur l'une ni sur l'autre épaule.

Autre expérience. Le malade, assis sur son lit, fixe la corde suspendue verticalement devant lui ; pendant ce temps, nous lui inclinons alternativement la tête sur l'une et l'autre épaule, en ayant soin qu'elle ne tourne ni sur son axe vertical, ni sur son axe transversal. Lorsque la tête s'incline à droite ou du côté paralysé, le malade ne voit qu'une seule image ; elle est droite. Lorsqu'elle s'incline à gauche ou du côté sain, il en voit deux ; l'une, droite, claire, placée en avant; l'autre, gauche, plus obscure et oblique par rapport à la première, avec laquelle elle fait un angle en haut, à mesure que la tête s'incline davantage sur l'épaule saine ; l'image fausse devient de plus en plus oblique, et de plus en plus postérieure : à la fin du mouvement elle est écartée de près d'un pied. Nous dirons aussi qu'en même temps que l'image fausse s'incline sur l'image vraie, elle lui devient aussi inférieure. Lorsque la tête se redresse, l'image fausse se rapproche de l'image vraie, remonte et se confond avec elle pour disparaître lorsque la tête commence à s'incliner sur la gauche. Nous dirons enfin que jamais les deux images ne se sont croisées en X, et que jamais l'image fausse n'a changé le sens de son obliquité, et ne s'est placée à droite de l'image vraie. »

IIe OBSERVATION.

Au n° 1 de la salle Saint-François, à l'Hôtel-Dieu, se trouve couchée une jeune fille de vingt-sept ans, relieuse, jouissant d'une excellente constitution, et n'ayant jamais été malade ; cependant elle a toujours été sujette aux maux de tête, surtout depuis un an. La douleur était plus marquée du côté gauche que du côté droit ; elle n'était pas de nature névralgique. Huit jours avant son entrée à l'hôpital, elle était allée à une noce et avait passé la nuit sans dormir. Le lendemain matin, violents maux de tête ; elle s'aperçoit qu'elle voit double ; on lui fait remarquer qu'elle louche. Elle reste huit jours sans faire aucun traitement, et entre à l'hôpital. Voici un résumé des symptômes que présentait la malade : Anesthésie sur tout le côté droit de la tête ; la malade sent encore qu'on la touche, mais elle ne souffre pas lorsqu'on la pince. L'ouïe est un peu dure du côté droit ; il lui semble que les questions qu'on lui adresse viennent de plus loin. La sensibilité générale est aussi affaiblie dans la fosse nasale droite ; cependant les odeurs sont perçues. Rien du côté de la langue et du goût. Voici les signes que présentait la malade du côté de l'œil : Prolapsus incomplet de la paupière supérieure du côté droit. Lorsqu'on ferme l'œil sain, la paupière se relève, il n'y a plus de prolapsus ; lorsqu'on l'ouvre, le prolapsus se reproduit. L'œil n'est ni projeté en avant ni enfoncé dans l'orbite ; la pupille est fortement dilatée et complétement immobile ; les muscles droits supérieurs, inférieurs et internes, sont incomplétement paralysés ; l'œil exécute encore quelques mouvements dans divers sens. Le strabisme externe n'est pas très-prononcé. Dans l'œil malade, aucun mouvement de rotation autour de l'axe antéro-postérieur, lorsque l'œil sain s'abaisse. Les mouvements de rotation se font bien lorsque la tête s'incline alternativement sur l'une et l'autre épaule. Nous nous contentons d'énumérer ces symptômes, qui sont, du reste, rapportés avec beaucoup de soin dans l'observation, pour passer de suite à la diplopie; seulement nous ferons remarquer, en passant, que l'absence de rotation de l'œil paralysé autour de son axe antéro-postérieur, lorsque l'œil sain regarde en bas, l'existence de ces mouvements lorsque la tête s'incline sur les épaules, prouvent déjà que le petit oblique n'est pas paralysé.

Diplopie. Un crayon est placé directement en face de la malade; elle voit deux images : l'une moins claire, trouble, est placée à gauche; elle disparaît quand on ferme l'œil droit, c'est l'image fausse; l'autre, plus claire, est placée en face; elle disparaît quand on ferme l'œil sain, c'est l'image vraie. Ces deux images sont droites, parallèles, de même longueur et distantes d'un demi-pied. La fausse remonte un peu plus haut que la vraie.

Le crayon est placé fortement à droite : une seule image; elle est obscure et se fait dans l'œil paralysé, qui seul peut voir l'objet. Le crayon est placé tout à fait à gauche : une seule image; elle est claire et se fait dans l'œil sain. Nous faisons marcher le crayon de droite à gauche, afin de juger des positions intermédiaires; aussitôt que les deux images se produisent, elles sont distantes d'environ un demi-pied; elles s'éloignent de plus en plus, à mesure que le crayon avance vers la gauche, marchent dans le même plan parallèle aux yeux; la fausse est toujours à gauche de la vraie, et plus élevée.

Le crayon, placé horizontalement, marche de droite à gauche dans le plan passant par l'axe antéro-postérieur des yeux : d'abord une seule image; elle est obscure et de grandeur naturelle; puis elle devient claire, vers la droite, et s'allonge; puis deux images placées bout à bout, la claire à droite, l'obscure à gauche; puis elles se séparent de plus en plus. Enfin il arrive un moment où l'image fausse, très-éloignée, se raccourcit et disparaît; il ne reste plus que l'image vraie à la fin du mouvement.

Le crayon est placé de nouveau en face de la malade, et dans une direction verticale; les deux images ont la position indiquée plus haut, c'est-à-dire qu'elles sont écartées d'un demi-pied parallèle, etc. etc. Nous faisons monter le crayon, les images montent aussi, tout en conservant leur parallélisme et leur verticalité; seulement, l'image fausse monte beaucoup plus rapidement que la vraie, et il arrive un moment où la malade la voit au plafond. Nous faisons redescendre les crayons, l'image fausse descend, se met ensuite à côté de l'autre, puis descend au-dessous d'elle, et arrive bientôt jusqu'au sol.

Nous plaçons le crayon en dehors de la ligne médiane et à gauche ; les phénomènes précédents se produisent pendant que le crayon monte et descend, seulement l'écartement transversal des images est d'autant plus considérable que le crayon exécute sa course plus à gauche. Nous plaçons le crayon à droite de la ligne médiane, mêmes phénomènes ; les images sont plus rapprochées dans le sens transversal. Si le crayon est placé fortement à droite, de manière cependant que les deux yeux le voient encore, et que tout strabisme externe ait disparu, les deux images sont superposées, et même il n'y en a plus qu'une lorsque le crayon est arrivé au milieu de sa course. Plus loin, il n'y a plus qu'une seule image obscure, soit que le crayon monte ou descende.

Nous répétons les expériences précédentes en tenant le crayon horizontal. Tous les phénomènes sont les mêmes ; la seule différence c'est que les images sont placées l'une au-dessus de l'autre, au lieu d'être placées l'une à côté de l'autre ; lorsque le crayon est arrivé au milieu de sa course, elles se placent sur la même ligne horizontale, se mettent bout à bout, s'enjambent, et même se recouvrent entièrement à mesure que cette course se fait de la droite vers la gauche.

Dans les expériences que nous avons faites jusqu'ici, la tête restait immobile, et les yeux suivaient l'objet qui seul se déplaçait ; c'étaient toujours les muscles droits supérieurs et inférieurs et droits latéraux qui se contractaient. Nous varions les expériences de la façon suivante : L'objet reste immobile, les yeux se fixent pendant que la tête seule se déplace ; cette fois encore les yeux sont obligés d'exécuter des mouvements, et il y a diplopie.

Dans une première série d'expériences, nous disons à la malade de fixer l'objet, et de faire exécuter à sa tête un mouvement de rotation autour de son axe vertical. Le crayon est placé verticalement en face de la malade ; elle voit deux images parallèles, distantes d'un demi-pied, etc. etc. Lorsque la tête tourne à droite, l'image fausse s'éloigne de plus en plus à gauche ; elle disparaît à la fin du mouvement, et la malade n'en voit plus qu'une. Pendant ce mouvement, les deux images restent toujours dans le plan parallèle à l'axe transversal des deux yeux, de sorte que la fausse se déplace non-seulement à gauche de la vraie, mais aussi en arrière d'elle ; elle s'éloigne donc dans deux sens. La tête revient à gauche ; l'image fausse, qui était très-éloignée, se rapproche de la vraie, se place à côté d'elle ; et lorsque la tête a dépassé la ligne médiane, et est à gauche, l'image fausse passe avant l'autre, sans la masquer, puis vient un peu *à droite*, et presque aussitôt l'image vraie disparaît. Lorsqu'on place un crayon en haut, en bas, les images marchent de la même façon ; seulement la fausse est située plus haut ou plus bas. Cette deuxième série d'expériences est l'analogue de la première ; dans l'une et l'autre, les yeux marchent, et il y a diplopie ; dans la première, les yeux et les images marchaient dans le même sens que l'objet ; dans la deuxième, ils marchent eu sens inverse de la tête. Dans l'une et l'autre, les images marchent toujours dans un plan parallèle à l'axe transversal des deux yeux.

Autre expérience. La malade fixe l'objet, et incline alternativement la tête sur l'une et l'autre épaule. Lorsqu'elle incline la tête sur l'épaule droite, l'image fausse monte et se porte de plus en plus à gauche, *tandis que la vraie* reste en place ; les deux images ne s'inclinent pas, elles sont toujours droites et parallèles. Que le crayon soit placé en haut, qu'il soit placé en bas, qu'il soit placé fortement à droite, qu'il soit placé fortement à gauche, les phénomènes sont les mêmes ; il n'y a que la distance soit verticale, soit transversale des images qui change ; elles ne sont jamais obliques, ne passent jamais tout à fait l'une sur l'autre, et à plus forte raison ne se croisent jamais en X. Lorsque la malade incline la tête sur l'épaule gauche, les images sont toujours droites, la fausse à gauche.

La vue est en général affaiblie dans l'œil paralysé. Parmi les malades que j'ai eu occasion de voir, quelques-uns étaient devenus presbytes de leur œil paralysé ; d'autres myopes : cela est en désaccord avec ce qu'on aurait pu penser *a priori*. Les muscles qui entourent l'œil étant paralysés, le globe oculaire est soustrait à leur pression, et l'on aurait pu croire que dans cet état il devait être constamment myope. Il m'a paru que les malades avaient un peu perdu la faculté d'adapter leur œil malade pour la vue à différentes distances.

Tels sont les signes et les symptômes propres à la paralysie complète et bien confirmée de la troisième paire. Nous avons vu que cette paralysie devait être incomplète ; or, dans ce cas, on remarque une diminution marquée dans tous les phénomènes. Ainsi, il y a strabisme divergent de l'œil malade ; mais l'œil peut exécuter quelques mouvements en dedans, en bas et en haut. La pupille est à peine dilatée et l'iris est contractile ; enfin la paupière supérieure peut être relevée à demi par l'effort de son muscle releveur.

La troisième paire peut n'avoir été affectée que dans l'une de ses branches, et dans la plupart des cas la maladie sera facile à reconnaître. Si le muscle droit interne est seul paralysé, il y aura strabisme externe, comme dans la paralysie complète de l'oculo-moteur commun, et diplopie latérale ; mais tous autres signes manqueront. La paralysie partielle du muscle droit supérieur serait caractérisée par un strabisme inférieur et une diplopie verticale, où l'image fausse serait placée au-dessus de la vraie ; pour le muscle droit inférieur, ce serait le contraire.

De toutes les paralysies partielles de la troisième paire, la plus commune est celle qui affecte le rameau du muscle releveur de la paupière supérieure ; au contraire, les plus rares sont celles qui frappent le rameau lenticulaire de la troisième paire et le rameau du petit oblique. Il est facile d'appliquer à chacune de ces paralysies isolées ce que j'ai dit en parlant de la paralysie complète de toute la troisième paire.

Marche et complications. — J'ai exposé aussi complétement que je l'ai pu la symptomatologie de la paralysie de la troisième paire. Mais quelle relation ont entre eux ces différents phénomènes ? dans quel ordre se présentent-ils ? dans quel ordre disparaissent-ils ? en un mot quelle marche suivent-ils ?

Le malade peut présenter, pendant quelques jours, de la céphalalgie, des douleurs dans quelques points du visage, souvent au niveau du nerf sus-orbitaire : il a des éblouissements, des bourdonnements d'oreille, des vertiges ; dans quelques cas rares, quelques fourmillements dans la partie supérieure du corps ; puis les phénomènes de paralysie du moteur oculaire commun débutent soit brusquement, soit insensiblement. Lorsque le début est brusque, et alors il n'est pas toujours précédé de prodromes, le malade peut perdre connaissance ou avoir un simple étourdissement. Quand il revient à lui, il ne se rend pas bien compte de ce qui s'est passé ; il voit moins clair qu'auparavant sans en comprendre immédiatement la cause ; mais bientôt il s'aperçoit que la paupière supérieure d'un de ses yeux s'est abaissée jusqu'à recouvrir une partie du champ de la pupille. Peu à peu la blépharoptose augmente ; le malade, étonné, fait des efforts impuissants pour ouvrir l'œil, mais il se voit obligé d'y porter la main pour soulever sa paupière. Dans certains cas, à ce moment, il y a déjà diplopie, mais il n'est pas rare d'apprendre du malade qu'au premier instant, lorsqu'il a soulevé sa paupière, il voyait simple, et que la diplopie s'est montrée un peu plus tard et progressivement, ce qui ferait supposer que la blépharoptose a précédé le strabisme divergent. Assez souvent, la paralysie survient pendant la nuit, et le malade ne s'en aperçoit qu'à son réveil ; quelquefois tous les phénomènes de la paralysie de la troisième paire se manifestent peu à peu, lentement, les uns après les autres, mais le ptosis de la paupière supérieure est toujours le phénomène initial.

Lorsque la paralysie est bien confirmée, elle est caractérisée par la chute de la paupière supérieure, le strabisme externe, l'immobilité du globe oculaire, la dilatation de la pupille, la diplopie latérale, l'inclinaison de l'image perçue par l'œil malade, et par les résultats de plusieurs expériences, indiqués dans la symptomatologie. Dans les cas rares, la maladie résiste aux médications les plus actives ; dans d'autres circonstances heureusement plus fréquentes, soit par les efforts seuls de la nature, soit sous l'influence du traitement, on voit la maladie s'amender. Lorsqu'il en est ainsi, les symptômes disparaissent peu à peu, soit simultanément, soit les uns après les autres, sans que leur ordre de disparition puisse être prévu d'avance. Souvent le dernier phénomène qui persiste est la mydriase.

Lorsque le strabisme externe dure un certain temps, la diplopie finit par disparaître, et ce fait a été présenté par quelques auteurs comme une objection à la théorie des points identiques de la rétine. Ils disaient que, par suite de l'habitude, le *sensorium commune* finissait par confondre en une seule les images formées d'une part dans l'œil sain, de l'autre dans l'œil malade, sur d'autres points que les prétendus points identiques. Müller a réfuté cette objection depuis longtemps. Si la diplopie cesse au bout de quelque temps, ce n'est pas parce qu'il se forme de nouveaux points identiques, mais parce que le malade ne voit plus avec les deux yeux. L'œil paralysé cesse ses fonctions pour ne les reprendre que lorsque l'on ferme l'œil sain.

Lorsque la maladie est ancienne, il s'est fait une rétraction permanente du muscle droit externe, rétraction qui s'opposera à ce que l'œil puisse reprendre tous les mouvements, même en admettant le retour tardif de la motricité dans les branches nerveuses qui animent les muscles droits supérieur, inférieur et interne.

Si la maladie, au lieu d'être essentielle, comme je l'ai supposé jusqu'ici, est symptomatique, la marche présentera quelques modifications, d'autant plus importantes, qu'elles constituent les meilleures données du diagnostic des causes. Si la maladie est due à une tumeur développée soit dans le nerf oculo-moteur commun lui-même, soit au voisinage du nerf, tumeur comprimant et détruisant ce nerf ; la marche de la maladie sera lente, et les phénomènes seront progressifs. Il n'y aura pas eu de début brusque. Si la maladie est sous la dépendance d'une lésion grave des centres nerveux, on verra la paralysie, qui le plus souvent se montrera rapidement, s'étendre à l'autre œil, souvent à la face et à une moitié du corps. Quelquefois la paralysie de la troisième paire cessera complétement dans l'œil primitivement atteint, pour faire place à une paralysie de la sixième paire. Il y aura souvent complication de la perte de la vue.

La paralysie de la troisième paire peut être compliquée de paralysie de la sixième paire. Si ces deux paralysies sont aussi complètes l'une que l'autre, voici ce qu'on trouvera : 1° la chute de la paupière supérieure ; 2° l'œil sera plus saillant ; 3° la cornée transparente et la pupille, par conséquent, seront tournées en bas et un peu en dehors, par la rétraction du grand oblique qui reste seul actif ;

4° par cette même rétraction , l'œil aura subi un mouvement de rotation sur son axe antéro-postérieur de dehors en dedans et de bas en haut ; 5° il y aura diplopie : l'image fausse sera placée, par rapport à l'œil malade, en dedans et un peu en haut de l'image vraie ; de plus, elle sera inclinée de haut en bas et de dehors en dedans.

Mais le plus souvent ce n'est pas avec ce degré de netteté que se présentent les caractères de la paralysie de l'oculo-moteur commun, compliquée de paralysie de la sixième paire. Une des deux affections l'emporte toujours sur l'autre, et elles peuvent d'ailleurs toutes les deux être incomplètes. Tantôt on observe un strabisme interne avec blépharoplégie et dilatation de la pupille ; tantôt la paupière supérieure est libre ; la cornée transparente et la pupille sont placées au milieu du champ de l'ouverture palpébrale, et elles ne peuvent être dirigées ni en dehors, ni en dedans, ni en haut, ni en bas ; ou bien les mouvements qu'elles exécutent dans ces différents sens sont très-bornés. Lorsque la cornée et la pupille sont ainsi situées au milieu du champ de l'ouverture palpébrale, il y a, pour ainsi dire, *strabisme virtuel ;* c'est-à-dire que si les yeux se dirigent vers un objet placé vis-à-vis d'eux, il n'y a pas strabisme, et quand même l'affection est très-récente, il n'y a pas diplopie : mais pour peu que les yeux soient obligés de se diriger vers l'angle interne ou vers l'angle externe des paupières, à l'instant, l'œil sain se mouvant seul, il y a strabisme interne ou externe de l'œil malade et immobile ; il peut y avoir aussi diplopie.

J'ignore si l'on a observé des cas où tous les nerfs moteurs de l'œil étaient paralysés : il est du reste facile de se représenter ce qui arriverait dans ces cas.

La paralysie de la troisième paire peut être compliquée de névralgie de la cinquième paire. C'est M. Marchal (*Archives générales de médecine,* juillet 1846) qui a le plus attiré l'attention sur cette complication. Il a cherché à transformer le rapport de succession ou de simple coexistence en rapport de cause à effet. Il voudrait même qu'il en fût ainsi dans tous les cas, et selon lui, si on ne l'a pas indiqué, c'est faute d'une attention suffisante. Mais les cas qu'il rapporte ne sont pas des exemples de paralysie idiopathique de la troisième paire. Les symptômes et la marche prouvent que la maladie tenait à une lésion plus ou moins profonde des centres nerveux.

Des étourdissements fréquents, des vertiges, des convulsions, les douleurs profondes de la tête, l'amaurose, la paralysie d'une partie plus ou moins étendue du corps, sont les complications les plus graves, car ces complications doivent faire craindre une lésion cérébrale dont la paralysie n'aura été qu'un symptôme.

Outre ces complications, on peut observer chez le malade une inflammation soit de la conjonctive, soit de la cornée, soit des parties profondes de l'œil; mais il faut bien se garder d'attribuer à la paralysie ces phénomènes qui lui sont tout à fait étrangers.

CAUSES. — La paralysie de la troisième paire peut être idiopathique ou symptomatique. Cette paralysie peut se déclarer à la suite d'une contusion violente, d'une plaie à la région frontale ou orbitaire, d'une chute sur la tête. Vers le mois de septembre 1853, on a transporté à l'hôpital Saint-Louis un homme ayant une fracture du crâne, et présentant de plus les signes principaux d'une paralysie du nerf moteur oculaire commun : prolapsus de la paupière supérieure, strabisme externe, dilatation et immobilité de la pupille, exophthalmie. Ce malade étant mort le lendemain de son entrée à l'hôpital, M. Lefort, interne dans le service de M. le professeur Malgaigne, après en avoir fait l'autopsie, trouva un caillot sanguin dans l'espace interpédonculaire. On a encore cité, comme cause de paralysie de ce nerf, la suppression des hémorrhoïdes, des menstrues, de la sueur de pieds, une répercussion de maladie de peau, l'habitude de tenir les yeux fixés vers le même objet. Ainsi, au dispensaire de M. le Dr Deval, il s'est présenté l'année dernière une dame X..., âgée de quarante-cinq ans, pour une amaurose de l'œil gauche. Cette malade, outre l'amaurose, avait une paralysie incomplète de l'œil droit depuis son enfance. Cette paralysie est caractérisée par du strabisme divergent, le prolapsus de la paupière supérieure. Je dois ajouter qu'il n'y avait pas de diplopie ; seulement les mouvements de l'œil étaient incomplets en dedans et en bas. Cette femme attribue cette affection à ce que ses parents, lorsqu'elle était encore au berceau, la tenaient couchée à l'encontre du jour, et elle raconte que la fenêtre se trouvant du côté droit, elle cherchait sans cesse la lumière de ce côté.

La maladie qui nous occupe peut encore être produite par une hémorrhagie cérébrale, un ramollissement, une commotion ; exemple, l'individu qui fait le sujet de la 1re observation : une encéphalite, une méningo-encéphalite. A l'hôpital des Enfants, M. le professeur Trousseau a souvent trouvé cette paralysie chez des jeunes sujets atteints de méningo-encéphalite tuberculeuse. Notons encore une tumeur du cerveau ou de ses enveloppes, comprimant le nerf à son origine, un anévrysme de la communiquante postérieure gauche, étalant, dissociant les filets du nerf (observ. du D\r C.-J. Hare ; *Arch. gén. de méd.*, 1850), un cancer du nerf de l'oculo-moteur commun (observ. de M. Legendre ; *Bulletins de la Société anatomique,* 1838), des tumeurs de nature inconnue, fusiformes, situées à l'origine du nerf de la troisième paire (observ. de M. Bouvier ; *Arch. gén. de méd.*, 1847).

L'intoxication saturnine peut encore être rangée parmi les causes de cette paralysie. Dans les *Annales d'oculistique* (t. 15, p. **20**), on parle d'une femme qui, ayant pris de la limonade au citron, faite dans un vase vernissé au plomb, fut prise de coliques de constipation, avec paralysie des nerfs moteurs de l'œil et des nerfs du toucher.

Enfin il ne faut pas oublier, parmi les causes de la paralysie de la troisième paire, la syphilis. M. Ricord, dans ses cliniques, a fait

voir plus d'une fois des malades qui , parmi d'autres accidents tertiaires , présentaient une paralysie de la troisième paire. Ici se présente tout naturellement une question : Est-ce seulement à l'époque
des accidents tertiaires que survient cette paralysie, ou bien la
trouve-t-on encore parmi les accidents secondaires? Je crois que la
paralysie de la troisième paire peut quelquefois être la suite des accidents secondaires aussi bien que des accidents tertiaires de la
syphilis. Je ne sais quelle est la lésion anatomique qui entraine ici
la paralysie ; il me suffit de signaler cette cause , et de dire que les
cas de ce genre peuvent être rangés parmi les plus heureux, car ils
résistent rarement au traitement antisyphilitique, comme on peut
le voir du reste dans l'observation 5 et dans celle que je vais rapporter.

IIIᵉ OBSERVATION.

Vérole constitutionnelle ; iritis ; paralysie de la troisième paire , œil droit.

Mᵐᵉ Loiseau, âgée de trente-huit ans, femme de ménage, est venue à la consultation de M. le Dʳ Deval, le 17 mai 1853. Cette malade déclare avoir contracté
la syphilis il y a neuf mois. Trois mois plus tard elle a ressenti des douleurs
assez intenses du côté de l'œil droit. Pour tout traitement, elle dit avoir pris
beaucoup d'iodure de potassium; tels sont les antécédents que nous avons pu
recueillir sur cette malade. Voici son état actuel : La face, la commissure des
lèvres , le cou, présentent des plaques muqueuses, des syphilides papuleuses et
pustuleuses, dont l'aspect cuivré ne laisse aucun doute sur la nature de la maladie. La malade déclare que des taches pareilles existent sur les autres parties
du corps. La surface de l'iris présente aussi des papules granuleuses d'une cou-
leur brunâtre ; il y a de plus symétrie postérieure. La malade se plaint de douleurs intenses, s'exaspérant pendant la nuit, et s'étendant vers la tempe droite,
le front et le sourcil du même côté. La vue est trouble; il y a photophobie ; la
paupière supérieure recouvre les trois quarts du globe oculaire ; et, lorsqu'elle
veut la relever, la malade est obligée de se servir de la main; l'œil est tourné en
dehors; il y a strabisme divergent; le globe oculaire est légèrement projeté en
avant. D'après la malade , ce dernier caractère serait antérieur à la maladie. La
pupille est immobile et ne parait pas dilatée; seulement elle offre une circonfé-

rence très-irrégulière. Comme la malade n'y voit pas de cet œil, nous n'avons pas pu constater de diplopie.

Après quinze jours d'un traitement mercuriel, j'ai constaté une amélioration assez considérable quant à la paralysie de la troisième paire. Le ptosis avait diminué ainsi que le strabisme; l'iris n'offrait pas un grand changement; les taches de la peau avaient en partie disparu.

Le 28 juin la vue était toujours trouble; l'iritis semblait avoir fait des progrès; les douleurs nocturnes, dans la région oculaire, étaient plus violentes. Ptosis et strabisme divergent; pupille très-irrégulière; plus de taches ni de boutons; mais la malade déclare avoir ressenti, pendant la nuit, des douleurs aux membres inférieurs d'abord, et ensuite aux supérieurs. On lui prescrit une solution d'iodure de potassium. Sous l'influence de cette médication un mieux se déclare. Je ne doute pas que la guérison eût été complète si la malade avait bien voulu suivre le traitement qui lui avait été ordonné; mais, lorsque je l'ai revue depuis, je l'ai trouvée aussi malade qu'auparavant, et elle a déclaré que son état de misère ne lui permettait pas d'acheter des médicaments. Depuis, je l'ai perdue de vue.

La paralysie essentielle du nerf moteur oculaire commun est la plus intérressante; c'est celle où les symptômes que j'ai indiqués plus haut se présentent de la façon la plus tranchée, dans un ordre constant. Elle est surtout produite par les causes rhumatismales; la maladie peut se déclarer à la suite d'une longue exposition au froid et à l'humidité. M. Deval m'a raconté qu'un peintre distingué, M. T..., ayant couché dans une chambre nouvellement bâtie, fut réveillé le lendemain matin, avec une paralysie de la troisième paire.

M. Marchal (de Calvi) admet que la névralgie faciale peut être la cause de la paralysie de la troisième paire (*Arch. de méd.*, juillet 1846); il cherche à prouver que l'affection passe de la cinquième paire sur la troisième et la transforme de névralgie en paralysie du nerf moteur oculo-commun. Je pense qu'il est plus simple de supposer que la cause qui a produit la névralgie peut bien produire consécutivement la paralysie de la troisième paire.

Parmi les causes prédisposantes de la paralysie du nerf moteur oculo-commun, on a noté l'état habituel de congestion de la tête, et tout ce qui peut la déterminer : le tempérament sanguin, l'âge adulte, la vieillesse, et certains travaux qui exigent une attention soutenue, soit des yeux, comme la taille des pierres précieuses, l'horlogerie, etc., soit de l'esprit, comme les occupations de cabinet, etc.

DIAGNOSTIC. — Lorsque la paralysie de la troisième paire est complète, les symptômes en sont tellement tranchés qu'il suffit de les avoir vu une fois pour ne se tromper jamais.

Lorsque la paralysie est limitée à une des branches, on peut quelquefois éprouver de l'embarras pour établir le diagnostic.

C'est ainsi que la blépharoplégie pourrait être confondue avec le ptosis produit par l'œdème du tissu cellulaire de la paupière, par l'hypertrophie ou l'atrophie de ce tissu cellulaire. Le diagnostic se tirera aisément de l'examen du malade. Le ptosis, le plus ordinairement, succède à une inflammation soit de la conjonctive palpébrale, soit de la conjonctive oculaire et des autres membranes de l'œil. La peau de la paupière offre une teinte particulière qui dénote l'infiltration œdémateuse de la paupière, ou bien elle présente de la rougeur, phénomènes qu'on n'observe pas dans la blépharoplégie. Si le ptosis se montre par suite d'un erysipèle des paupières, il sera impossible de commettre une erreur de diagnostic. Chez les vieillards, la peau des paupières s'allonge souvent assez pour donner lieu a une blépharoptose ; dans ce cas, on y voit les rides qui témoignent de l'allongement des paupières. Si l'on saisit avec une pince un pli transversal de la paupière, le muscle releveur, débarrassé momentanément du poids qui luttait contre lui, recouvrera son activité et soulèvera la paupière, ce qui n'arrive pas, si l'on tente la même expérience sur un malade atteint de blépharoplégie.

Une autre affection, très-rare il est vrai, peut simuler la blépharoplégie ; c'est l'abaissement de la paupière supérieure par contracture du muscle orbiculaire. Or la maladie atteint toujours les deux yeux en même temps, et de plus, il y a froncement de la peau des paupières, froncement qu'on ne trouve jamais dans la paralysie du muscle releveur de la paupière supérieure.

Enfin ce serait vouloir faire un diagnostic de fantaisie que d'établir des signes distinctifs entre la blépharoplégie d'une part, le blépharospasme et l'épicanthus de l'autre.

Les antécédents de la maladie suffiront et au delà à reconnaître si le strabisme externe présenté par un malade est dû à une paralysie récente du droit interne ou s'il a toujours existé.

La dilatation de la pupille peut exister seule, sous l'influence de la paralysie de la racine motrice du ganglion ophthalmique. Plusieurs des mydriases essentielles des auteurs ne reconnaissent probablement pas d'autres causes. On observera alors une dilatation de la pupille de l'œil malade, avec perte de contractibilité de l'iris sous l'influence de brusques variations de lumière. Les mouvements énergiques de l'œil en dedans n'auront non plus aucune action sur l'iris qui restera immobile. Ces particularités serviraient à distinguer la mydriase par paralysie de la branche lenticulaire, de la mydriase qui existe dans certaines amauroses uni-oculaires. Dans ce dernier cas, on peut faire contracter l'iris et obtenir le resserrement de la pupille, soit en faisant exécuter au malade avec son œil malade un mouvement forcé en dedans, soit en agissant avec une vive lumière sur la rétine de l'œil sain.

On observe encore la dilatation de l'iris chez des individus dont le grand sympathique est plus ou moins directement affecté, chez ceux, par exemple, qui ont des helminthes dans l'estomac ou dans l'intestin grêle : dans ce cas, les deux iris sont toujours atteints simultanément, et les pupilles, quoique très-dilatées, peuvent encore se resserrer sous l'influence d'une vive impression lumineuse.

Une des paralysies partielles les plus difficiles à reconnaître est celle qui affecte isolément le muscle petit oblique. Jusqu'à présent il y en a peu de cas dans la science ; on peut rapporter à cette paralysie les cas relatés par M. Sichel dans la *Revue médico-chirurgicale* (mai 1848). Cette paralysie est-elle réellement rare, ou bien est-elle souvent méconnue? Je n'ose pas me prononcer d'une façon absolue sur cette question, et cependant je crois que la paralysie isolée du petit oblique, à cause de la difficulté inhérente aux moyens qui peuvent la faire reconnaître, peut quelquefois passer inaperçue. Ce qui pourra mettre sur la voie, c'est l'apparition d'une diplopie sans strabisme chez un malade qui a toujours joui d'une vue excellente. On devra immédiatement rechercher quels sont les caractères de l'image perçue au moyen de l'œil malade. Si elle est, par rapport à cet œil, oblique de haut en bas et de dehors en dedans, on peut affirmer qu'il y a paralysie de l'oblique inférieur. On rendra le diagnostic encore plus certain en expérimentant avec le moyen indiqué page 18. Je n'ai pas besoin de dire que, si la diplopie était due à une paralysie du grand oblique, l'image, par rapport à cet œil, serait oblique de haut en bas et de dedans en dehors, et que l'expérience que je viens de citer donnerait aussi des résultats inverses de ceux qu'elle fournit dans la paralysie du petit oblique.

Un diagnostic très-important, au point de vue pratique, est celui des causes de la paralysie, car il doit être la base du pronostic et du traitement; malheureusement c'est là un des points les plus obscurs de l'histoire de cette maladie.

Si la maladie a été précédée d'étourdissements longs et répétés, de vertiges, si elle a commencé brusquement par une perte complète de connaissance, si elle est accompagnée d'une douleur violente et profonde de la tête, d'hémiplégie, de convulsions, si elle est compliquée d'amaurose, si, après avoir frappé un œil, elle gagne l'autre, si enfin elle résiste à tout traitement, on devra rapporter la paralysie à une lésion soit des membranes du cerveau, soit du cerveau lui-même.

La marche lente, progressive de la maladie, l'absence de complications cérébrales, devront faire soupçonner une lésion du tronc d'un des nerfs oculo-moteurs communs.

Des antécédents syphilitiques bien avérés porteront le médecin à chercher par l'essai thérapeutique s'il n'a pas affaire à une paralysie de cause syphilitique. La marche de la maladie pouvant varier dans ce cas, on n'en pourrait pas tirer une indication étiologique de quelque valeur.

Dans la paralysie essentielle, la maladie se déclare en général à la suite d'une exposition prolongée au froid humide ; elle ne fait pas de progrès, et [elle cède ou au moins rétrograde sous l'influence soit des efforts de la nature, soit des moyens curatifs dirigés contre elle.

Pronostic. — Je n'ai que quelques mots à dire sur le pronostic de la paralysie de la troisième paire.

Lorsque la lésion de la troisième paire tiendra à une lésion du cerveau ou des membranes, ce sera une affection grave, non pas par elle-même, mais parce qu'elle indique des désordres, le plus souvent étendus, des centres nerveux ; elle sera ordinairement incurable.

Si elle est due à une tumeur, soit cancéreuse, soit anévrysmale, siégeant dans le voisinage d'un des nerfs oculo-moteurs communs et comprimant ce nerf, la paralysie sera encore incurable.

La paralysie née sous une influence rhumatismale entraîne un pronostic moins fâcheux que le précédent, car on pourra espérer de la voir quelquefois disparaître soit seule, soit par le traitement.

- La moins grave de toutes les paralysies de la troisième paire est celle qui est produite par la syphilis, à cause de l'efficacité des moyens qu'on lui oppose.

- Envisagée d'une manière générale, la paralysie de la troisième paire est une affection qui n'est pas sans gravité, car elle peut être liée, comme nous venons de le dire, à des lésions mortelles du cerveau ou de ses membranes ; et alors même qu'elle est essentielle, elle résiste souvent aux moyens de traitement les plus énergiques et les mieux dirigés.

Traitement. — Je serai bref sur cette partie. J'ai dit combien était difficile le diagnostic des causes, pour distinguer d'avance les paralysies incurables de celles qu'on peut guérir. Le praticien n'a donc aucune règle sûre pour appliquer les ressources thérapeutiques qu'il a à sa disposition; c'est d'après des indications plus ou moins vagues qu'il instituera le traitement, et le plus souvent il sera obligé d'abandonner un moyen curatif qui sera resté impuissant, pour en essayer successivement ou simultanément plusieurs autres, et arrivé enfin à produire une amélioration dans l'état du malade, il sera très-embarrassé pour décider auquel des moyens employés il doit son succès.

Quand le malade a une forte constitution, un tempérament sanguin; s'il a eu des maux de tête, des étourdissements avant le début de la paralysie; s'il a encore le visage injecté; en un mot, si l'aspect et les antécédents du malade peuvent faire croire que la cause réside dans quelque congestion des centres nerveux, on pourra retirer quelques avantages de la saignée et des purgatifs; on a vu même par ce seul moyen la maladie commencer à rétrograder; mais le plus souvent on n'obtient que la disparition des douleurs de tête, des étourdissements, etc., et, au bout de quelques jours, il faut recourir à d'autres agents. On a conseillé les altérants : le calomel, à dose fractionnée, a été employé plusieurs fois; mais l'observation n'a pas décidé de la valeur de ce moyen. Les excitants sont plutôt indiqués, on pourra faire des frictions autour des paupières avec la pommade ammoniacale ou la pommade de strychnine; cette dernière surtout a produit de bons résultats. Les vésicatoires seront un des moyens les plus actifs; il faudra les répéter aussi souvent que possible : ils servent encore à faire absorber la strychnine par la méthode endermique. Sur la surface dénudée par le vésicatoire, on applique de 1 à 3 centigrammes de strychnine; on peut augmenter la dose, mais avec précaution. Le médecin doit juger, d'après les effets, de la nécessité de cette augmentation; on peut encore employer la strychnine en inoculation. Entre plusieurs observations que j'aurais pu citer, je me contente de rapporter textuellement celle-ci, où l'on reconnaîtra facilement une paralysie incomplète de la troisième paire, et où ce traitement a eu un succès complet.

IVe OBSERVATION.

Un tisserand, âgé de quarante-huit ans, travaillant dans un lieu humide, était sujet à des douleurs erratiques rhumatismales ; il y a quelques mois, il éprouva quelques vertiges, un peu d'affaiblissement de la vue, et une diplopie très-pénible. Il reconnut que la paupière droite supérieure n'obéissait plus à sa volonté, et ne se soulevait qu'à l'aide d'une contraction violente du muscle occipito-frontal. Lorsque ce malade vint consulter M. le Dr Saint-Martin, la paralysie de la paupière était presque complète. Grâce à une application de sangsues, et à trois purgatifs, la congestion cérébro-oculaire avait disparu. Le médecin résolut d'essayer le moyen par inoculation de M. Lafargue. Il prit donc 2 centigrammes de sulfate de strychnine, qu'il réduisit en une pâte molle, avec une très-petite quantité d'eau. Il pratiqua avec la lancette, dont l'extrémité était chaque fois trempée dans la solution, douze inoculations autour de l'orbite, et spécialement sur le trajet du nerf sus-orbitaire. L'opération fut renouvelée six jours de suite ; dès le quatrième, la paupière avait acquis un peu de mobilité, et, à la fin du traitement, le malade la relevait avec autant de facilité que celle du côté sain. » (*Gazette médicale de Paris*, 1849, 10 mars.)

L'électricité est encore un des moyens les plus fréquemment employés, et sans contredit le plus justement préconisé. On use de cette méthode en enfonçant une aiguille dans le muscle releveur de la paupière supérieure de l'œil malade ; on met en rapport avec cette aiguille un des pôles d'une machine de Clarke ou des frères Breton, ou mieux de celle de M. Duchenne, de Boulogne, et on promène l'autre pôle sur les parties environnantes ; on parvient ainsi quelquefois à réveiller un peu la motricité de la troisième paire. Une fois qu'on a obtenu quelques mouvements dans les muscles paralysés, on doit persévérer jusqu'à complète guérison. M. Magendie est le premier qui ait employé cette méthode et qui en ait obtenu de bons résultats (thèse de M. de Puisaye, 1844).

En 1851, nous avons vu à l'hôpital de la Charité, dans les salles de M. le professeur Gerdy, un malade atteint de paralysie de la troisième paire, traité avec succès par la galvano-puncture.

On a préconisé, contre la paralysie de la troisième paire, l'exercice forcé des yeux, et l'on dit en avoir retiré les meilleurs résultats. Il est clair cependant que ce moyen ne peut agir que dans des cas de paralysie incomplète, où les muscles ont conservé encore une très-légère action. Si la paralysie est complète, quel que soit l'effort fait par le malade, il ne peut parvenir à contracter les muscles paralysés.

Un dernier moyen, employé déjà par Dieffenbach, a été, dans ces dernières années, vanté de nouveau par M. Deval (*Gazette des hôpitaux*, 1847), il consiste à toucher, avec la pierre infernale, un point de la conjonctive oculaire. On doit par là produire une assez forte excitation réflexe du nerf moteur commun, mais je doute que l'efficacité de ce moyen puisse se comparer à celle de l'électricité. Telles sont les principales méthodes curatives employées contre la paralysie de la troisième paire, le plus souvent elles restent impuissantes. N'oublions pas de dire que toutes les fois que cette cause sera rapportée à la syphilis, c'est au traitement antisyphilitique qu'il faudra avoir recours ; et le praticien verra bientôt son malade en voie complète de guérison, après l'emploi des mercuriaux et de l'iodure de potassium.

Lorsque le traitement réussit, on voit peu à peu la paupière se relever, l'iris redevenir mobile, la cornée transparente quitter l'angle interne de l'œil pour revenir au milieu de l'espace interpalpébral, et les mouvements de l'œil reparaître. Quelquefois, nous l'avons vu, la paralysie ne guérit pas en même temps dans toutes les branches nerveuses, et l'on voit, par exemple, persister la blépharoptose, pendant que l'œil est redevenu mobile dans tous les sens. Dans ce cas, on pourrait pratiquer l'opération faite par plusieurs chirurgiens, consistant à exciser une partie de la peau de la paupière dans le sens transversal, et à réunir la partie inférieure de la paupière à la partie sourcilière, de façon à rendre le muscle frontal élévateur de la paupière ; mais

il peut arriver alors que la blépharoptose se transforme en lago-
phthalmie. D'autres fois, mais ce cas est plus rare, la paupière seule
jouira de ses mouvements, tandis que l'œil restera dans le strabisme
externe; ce qui pourra tenir à une rétraction du muscle droit externe. Ici on pourrait essayer la section du muscle rétracté.

Vᵉ OBSERVATION

Strabisme externe; douleurs ostéoscopes symptomatiques de syphilis. Diagnostic de
M. Michon : exostose syphilitique comprimant la troisième paire.

Le 2 août 1852, est entrée, salle Saint-Jean, n° 8, la nommée Rose Bourgonieu,
couturière, âgée de vingt-huit ans.

Il y a dix ans, cette malade est entrée à Lourcine, pour un chancre qu'elle
portait sur la lèvre gauche; on l'a cautérisée, et huit jours après elle sortait
guérie. Elle a pris pour tout traitement général 10 pilules de mercure. Dans le
même temps, elle a eu la gale, dont elle a été guérie à l'hôpital Saint-Louis. Il y
a deux ans, il lui est survenu à la partie inférieure du cou une tache d'un brun
foncé, qui a toujours été en grandissant, et est descendue sur la poitrine, dans
le dos, etc. Aujourd'hui cette tache occupe la partie supérieure du tronc, et remonte sur le cou. Sa limite est onduleuse comme une carte géographique; l'épi-
derme s'enlève par écailles furfuracées. Cette tache est avoisinée par quelques
autres plus petites. Il y a trois mois, la malade a éprouvé des douleurs de tête
très-violentes, profondes, et siégeant dans la région orbitaire droite : elle a fait
des applications d'eau sédative. Trois semaines après se sont manifestés quelques
troubles de la vision du côté de l'œil gauche : elle voyait les objets violets avec
cet œil; puis bientôt la vue s'est considérablement affaiblie. Cependant l'œil
droit, quoique toujours douloureux, ne présentait aucun trouble de la vue. La
maladie de l'œil gauche faisait des progrès : les objets étaient vus très-rappro-
chés, diplopie quand la malade veut regarder des deux yeux; quand elle regarde
horizontalement, elle voit les objets dans leur position normale; si au contraire
elle regarde en bas (par exemple lorsqu'elle descend un escalier), elle voit, dit-
elle, les objets en biais et inclinés. L'inclinaison siége à gauche, c'est-à-dire du
côté de l'œil malade. L'extrémité supérieure de l'objet est dirigée à gauche, l'inférieure à droite. Quelques jours avant son entrée, la malade s'est aperçue d'un défaut de convergence dans l'axe des deux yeux. Voici quel est son état actuel : Le
prolapsus de la paupière est très-peu prononcé ; immobilité complète de la pu-

pille qui est assez dilatée. Il y a strabisme externe, si on dit à la malade de regarder
à droite; les deux yeux ne sont pas tout à fait en rapport, lorsqu'on dit à la malade de regarder en haut ou en bas. Si elle regarde en haut, la pupille gauche
se dirige en dedans et en haut, vers l'angle interne de l'œil; la droite regarde
directement en haut. Si elle regarde en bas, la pupille gauche se dirige un peu
en bas et en dehors. Si on dit à la malade de regarder un point fixe, et si on lui
fait incliner alternativement la tête sur l'une et l'autre épaule, on ne perçoit pas
de divergence dans l'axe des deux yeux, le mouvement de rotation autour de l'axe
antéro-postérieur se produit. Avant d'entrer à l'hôpital, elle avait suivi le traitement suivant : Pédiluve sinapisé, 30 sangsues derrière l'oreille gauche, une bou-
teille d'eau de Sedlitz. Sous l'influence de ce traitement, son état s'était légèrement amélioré. Sa vue était meilleure, le strabisme semblait moins fort. Depuis
qu'elle est à l'hôpital, M. Michon lui fait prendre tous les jours 3 grammes d'iodure de potassium, et un pot de tisane de salsepareille. Après quatre jours de
ce traitement : amélioration considérable, plus de maux de tête, le strabisme
externe a diminué, les troubles de la vision aussi, brouillard encore assez intense.
Huit jours après, le strabisme a presque entièrement disparu ; la vision est plus
nette, pourtant elle est toujours trouble ; le brouillard persiste; la malade est
encore obligée de fermer l'œil gauche pour voir distinctement. Cependant il n'y
a plus de diplopie. Quand on lui dit de tourner l'œil malade en bas et en dedans,
la pupille descend beaucoup plus bas que du côté droit. Il n'y a pas de paralysie
des obliques. Sous l'influence du traitement, les taches du cou ont aussi pâli.
Huit jours après, c'est-à-dire après vingt-cinq jours de traitement antisyphilitique, il n'y a plus aucune trace de strabisme, la douleur n'a plus reparu ; le
brouillard est beaucoup moins sombre ; la malade reconnaît les objets; lorsqu'on
ferme l'œil sain, elle distingue bien les lettres; elle peut lire. Elle sort presque
entièrement guérie le 27. On lui recommande avec soin de continuer son traitement.

VIe OBSERVATION.

Amaurose de l'œil gauche; paralysie incomplète de la troisième paire de l'œil droit.

Le nommé Serv..., âgé de cinquante-trois ans, courtier, s'est présenté, le 23
août 1853, à la consultation de M. le Dr Deval. Cet homme dit avoir eu la syphilis
étant jeune. Il a eu des rhumatismes. Il se plaint de douleurs dans les veines et
les articulations en temps humide. Il y a trois ans, à la suite d'un érysipèle, il a
eu des hémorrhoïdes qui ont coulé avec abondance. Depuis un an, il voit de l'œil
gauche des mouches fixes, par rapport à l'axe de la vision. D'abord il n'en a vu
qu'une, puis deux; actuellement il en voit plusieurs. Il y a cinq mois, le flux hé-

morrhoïdal s'étant arrêté, sa vue, dit-il, s'est dérangée. C'est depuis cette époque
qu'il a vu double. Cependant il a toujours été persuadé qu'il n'était malade que
de l'œil gauche ; il s'est fait appliquer 12 sangsues à l'anus, et a pris 1 gramme
d'aloès pour se purger.

Voici les différents phénomènes que présente aujourd'hui ce malade : Ptosis,
strabisme divergent de l'œil droit. Dans la rue, le malade, pour pouvoir se con-
duire, est obligé de fermer l'œil gauche. Les objets lui paraissent plus éloignés
qu'ils ne le sont réellement ; aussi lui arrive-t-il souvent de se heurter contre les
passants. L'œil est projeté en avant, l'exophthalmos est bien évident ; presque pas
de mydriase ; en regardant en dedans il voit double ; les deux images sont superposées, assez nettes, cependant l'inférieure l'est moins que la supérieure. Comme
ce malade présentait assez d'intérêt, avec mon ami M. Bastien, interne des hôpitaux, nous nous sommes rendus chez lui, rue Jean-Jacques Rousseau, afin de
pouvoir l'examiner plus en détail. Nous avons d'abord constaté l'exactitude des
symptômes précédents, ensuite, après avoir tracé un cercle sur un morceau de
papier, que nous avons divisé par 2 diamètres, l'un vertical et l'autre horizontal,
nous avons dit au malade de fixer le diamètre horizontal. Voici ce que nous
avons observé : lorsque le papier est élevé, c'est-à-dire lorsque la ligne horizontale est placée au-dessus de l'axe de l'œil, le malade voit 2 lignes formant un
angle ouvert à droite, c'est-à-dire du côté de l'œil paralysé. Lorsque le malade
regarde en bas au-dessous du diamètre de l'œil, il n'y a pas de diplopie. Quant à
la ligne verticale, il ne la voit pas double, mais le papier sur lequel elle est tracée
lui présente deux images superposées lorsqu'il regarde en dedans, et une seule
lorsqu'il regarde en dehors. Lorsqu'il incline la tête à droite, et qu'il fixe la ligne
horizontale, il y a diplopie ; les deux images forment encore un angle ouvert du
côté droit. Pas de diplopie lorsqu'il incline la tête en sens contraire.